AF245906

CONFÉRENCE

FAITE LE 14 FÉVRIER 1877

A L'ÉMULATION CHRÉTIENNE DE ROUEN

L'ALCOOLISME

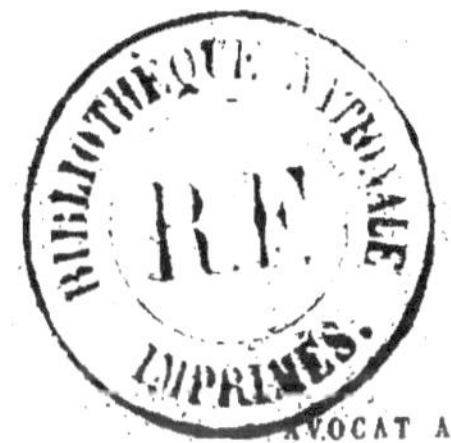

PAR

M. HOMAIS

AVOCAT A LA COUR D'APPEL DE ROUEN

PARIS

IMPRIMERIE DE E. DONNAUD

9, RUE CASSETTE, 9

1878

CONFÉRENCE

FAITE LE 14 FÉVRIER 1877

A L'ÉMULATION CHRÉTIENNE DE ROUEN

L'ALCOOLISME

PAR

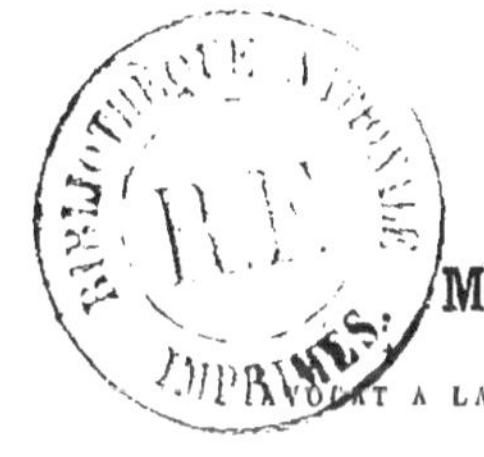

M. HOMAIS

AVOCAT A LA COUR D'APPEL DE ROUEN

PARIS

IMPRIMERIE DE E. DONNAUD

9, RUE CASSETTE, 9

1878

Extrait de la Tempérance.
t. v. n°s 3 et 4 1877.

L'ALCOOLISME

L'homme se laisse entraîner sur la pente de ses passions avec une déplorable facilité.

Lorsqu'il ne compromet que lui-même, il doit assurément rendre un compte sévère à sa conscience, mais c'est au moraliste ou au prédicateur dans la chaire chrétienne qu'il appartient de lui rappeler ses devoirs, la dignité de sa vie et les grandeurs méconnues de son origine.

Lorsqu'au contraire l'homme compromet par ses excès la famille, la patrie et même l'humanité, il est du devoir de tous, même des plus humbles, de jeter le cri d'alarme et de signaler énergiquement le danger qui apparaît aux horizons prochains.

C'est à ce titre que j'ai résolu de vous entretenir de l'*alcoolisme*, cette plaie des sociétés modernes qui, à l'heure présente, préoccupe dans tous les pays civilisés tous ceux qui conservent quelque souci de l'avenir de l'humanité.

Aussi bien, est-ce un mal universel. Toutes les classes lui paient, bien qu'inégalement, leur tribut.

La politique ne saurait trouver des armes dans les désolantes statistiques de l'ivrognerie, car tous les partis y sont compromis. Les médecins qui constataient la mort des fédérés de la Commune de Paris voyaient les cadavres de ces égarés tomber dans une putréfaction alcoolique presque instantanée; mais je me souviens d'avoir vu les enfants de notre Bretagne tomber ivres, le soir des pardons, sur l'herbe des fossés.

Ce mal, que je viens combattre, a fait de mortels ravages dans le beau pays que nous habitons. Il y a quelques semaines, un des conférenciers de l'Émulation chrétienne, à cette même place, en vous parlant des richesses perdues par l'homme, pouvait vous dire avec raison que le département de la Seine-Inférieure était signalé comme l'un de ceux où le fléau exerce le plus largement son empire.

J'ai pensé que je pouvais être soutenu par la sympathie de mon auditoire. Je n'ai pas la prétention de convertir les ivrognes ; d'ailleurs, ils ne sont pas ici.

Mais, il m'a paru utile de dévoiler publiquement un mal dont on connaît peu l'effrayant développement.

Et si, par malheur, je venais remplir une tâche inutile, je m'en consolerais avec vous en pensant que nous avons apporté au moins ici la protestation de la conscience et un avertissement énergique contre l'une des plus dégradantes et des plus pernicieuses infirmités de la nature humaine.

I

Le goût de l'homme pour les boissons fermentées est aussi ancien que le monde et on le constate dès l'origine de tous les peuples.

La Bible, ce livre incomparable, que l'on peut consulter même sur les questions sociales, ne se borne pas à dépeindre, dans la Genèse, l'ivresse involontaire de Noé; elle contient des avertissements et des pénalités à l'adresse de ceux qui abusent du jus de la vigne.

Tandis que les plus illustres des peuples antiques divinisaient l'ivresse en adorant Bacchus, la Bible lance ses anathèmes, qui contiennent en même temps la peinture fidèle et imagée des désordres du vice.

« Le vin, dit Salomon dans les Proverbes, est une source
» d'intempérance ; l'ivrognerie est pleine de désordres ; qui-
» conque y met son plaisir ne deviendra pas sage.

» Malheur à celui-là, malheur à son père ! A lui les que-
» relles, à lui les précipices, les blessures sans sujet, l'obs-
» curcissement des yeux !

» Ne regardez pas le vin lorsqu'il paraît clair, lorsque sa
» couleur brille dans le verre. Il entre agréablement, mais il
» vous mordra comme un serpent, et il répandra son venin
» comme un basilic.

» Vous serez comme un homme endormi au milieu de la
» mer, comme un pilote qui a perdu le gouvernail. »

Il est impossible de trouver ailleurs une peinture plus vraie, plus fidèle et plus poétique.

Si je n'avais craint de donner à mon sujet des développements hors de proportion avec le temps dont je dispose, j'aurais pu vous conduire au milieu de l'antiquité et vous parler des ivresses qu'elle a trop immortalisées.

Mais ce n'est pas pour vous faire entendre une étude historique ou purement littéraire que je vous ai convoqués, et le mal dont je vous entretiens a trop d'actualité pour qu'il me soit permis de vous perdre au milieu de développements inutiles.

Il nous suffit de constater la généralité et l'antiquité du fléau.

La Grèce a chanté ses vins de Lesbos, de Rhodes, de Crète, de Thasos. Rome a usé et abusé du Cécube et du Massique.

Les banquets d'Alcibiade sont restés légendaires dans les annales de la Grèce. Alexandre-le-Grand tue dans un festin son ami Clitus qui lui avait sauvé la vie au passage du Granique. Annibal s'oublie dans les délices de Capoue. La plupart des empereurs romains, ces monstres à face humaine, se livrent aux orgies les plus honteuses qui finissent trop souvent au milieu du sang et des massacres d'esclaves ; mais il semble que ce vice effréné soit le partage d'un petit nombre de tristes élus, et il ne prend jamais ce caractère général et social qui est le privilége de notre siècle.

L'antiquité avait élevé des autels à Bacchus. On a remarqué que tous les dieux du paganisme étaient tombés quand le Dieu du vin trônait encore. Érasme en donne cette raison très-plausible que « le dieu était toujours fou, toujours en vie, » toujours au milieu des banquets, des danses, des chan- » sons et des fêtes. » (1). Les bacchanales étaient les fêtes de l'ivresse et du délire païens. Couture, dans son grand tableau des *Romains de la décadence*, nous en a donné une peinture célèbre très-conforme à l'exactitude historique.

De tous temps l'homme s'est débattu en vain contre cette passion qui l'a dompté.

Nos ancêtres, les Gaulois, passaient aussi pour de grands buveurs. Le moyen âge réunit souvent le récit des grands coups d'épée et des festins héroïques, mais il est certain que tant que l'ivresse n'a pas eu d'autres complices que le vin, elle a pu dégrader l'homme, mais elle n'a pas constitué un danger social.

Nous ne connaissons les vins antiques que par la réputation que leur a faite l'enthousiasme lyrique des poètes grecs et latins, et il est probable que ces vins auraient aujourd'hui peu de succès. Ils étaient obtenus par la fermentation du raisin, comme les nôtres, mais on prétend que c'était des boissons fort lourdes additionnées de miel et assez indignes des hommages passionnés qui leur ont été rendus.

Ce fut la science qui vint très-involontairement au secours de la passion de l'homme pour les liqueurs fortes. Elle découvrit un procédé qui permit de distiller les vins et d'en extraire une substance à la fois généreuse et violente que la Providence, en mère prudente, semblait avoir dissimulée.

On donna au produit de cette distillation des vins, le nom

---

(1) *Bulletin de la Société de tempérance*, 1875, p. 360.

d'eau-de-vie. Ce fut une ironie involontaire, mais cruelle, car il est certain que l'eau-de-vie a tué beaucoup plus d'hommes qu'elle n'en a fait vivre. Il est vrai qu'à l'origine l'eau-de-vie fut réservée au domaine pharmaceutique. La date de son invention a été contestée ; mais ce qui est bien certain, c'est qu'elle était inconnue des anciens. Il est probable que ce sont les Arabes qui l'ont découverte. Elle fut ou inventée ou importée en France par un médecin et alchimiste du nom d'Arnaud de Villeneuve, qui mourut en l'année 1313. C'est dans les œuvres de ce savant qu'il en est question pour la première fois. « Cette eau, dit-il, dans son traité de la conservation de la jeunesse, prolonge la santé, dissipe les humeurs superflues, ranime le cœur et conserve la jeunesse. Elle guérit la colique, l'hydropisie, la paralysie, la fièvre quarte, etc. »

Nos médecins ne seraient pas, je crois, tout à fait d'accord avec leur confrère du XIVe siècle, et ils auraient raison.

C'est seulement à partir du XVIe siècle que les eaux-de-vie sortent du domaine thérapeutique et deviennent d'un usage général. Cent ans après, on rencontre des arrêts qui en réglementent la vente.

Elle a été depuis adoptée par tous les peuples. Les nations civilisées, comme les nations sauvages, l'ont désirée et absorbée avec une fureur égale. Les rois nègres ont fait la guerre ou vendu leurs sujets pour quelques bidons de cette liqueur qu'ils ont nommée *eau-de-feu*. Quant aux peuples civilisés, ils sont exposés, si l'on n'y prend garde, à se laisser abrutir par l'abus de l'alcool, qui deviendra pour eux ce que l'opium est pour les Chinois.

Le prix relativement peu élevé de l'alcool a augmenté, dans des proportions considérables, le nombre de ses consommateurs.

Autrefois on distillait seulement le vin , maintenant on distille tout : les produits végétaux, les betteraves, les pommes de terre, les blés même avariés, les avoines, le bois, et l'eau-de-vie de grains entre maintenant dans la consommation pour un chiffre énorme. C'est au grand détriment de la santé publique, parce que ces alcools de grains ont tous les inconvénients des alcools de vin, et on a remarqué, de plus, que l'ivresse qu'ils causent se dissipe plus lentement et offre plus de dangers pour le cerveau.

A force de chercher des raffinements dans la satisfaction de sa passion, l'homme a trouvé quelque chose de plus accentué pour son palais blasé ou plutôt brûlé, et il a fait appel à l'addition de certaines huiles essentielles d'un effet déplorable sur l'organisme. C'est ainsi qu'il a inventé une liqueur abominable par son goût et ses résultats qu'on appelle l'absinthe et qui passe pour être particulièrement chère et fatale aux Français.

A la suite, sont venus d'autres excitants tels que le vermouth et le bitter, qui ont la prétention de constituer des apéritifs pour l'estomac. Je ne parle pas d'autres produits de la même nature, aussi nombreux que malfaisants, dont le catalogue se trouve chez tous les marchands de vins.

Si encore tout cela était de bonne qualité !

Mais très-souvent la fraude, une fraude bien coupable, empoisonne tous ces produits. Il y a des lois qui punissent sévèrement ces sophistications ; mais l'existence de ces lois et leur application malheureusement trop fréquente prouvent que ces dangers ne sont pas imaginaires.

On a vu des commerçants indignes de ce nom fabriquer des alcools avec de l'acide sulfurique et du poivre.

La liqueur d'absinthe est quelquefois colorée avec du sulfate de cuivre (1). Un médecin en a signalé en 1860, dans la *Gazette des hôpitaux*, un exemple bien curieux. La scène se passe dans une ville où était en garnison le premier régiment de dragons. Une sorte d'épidémie sévissait sur ce régiment. Vomissements, coliques, altération des traits, rien n'y manquait. Les médecins du régiment font une enquête ; enfin on saisit dans les cantines des fûts d'absinthe,

---

(1) Figuier, *Année scientifique*, 6e année, p. 337.

on les analyse et on trouve du sulfate de cuivre ou vitriol
bleu.

Nos soldats revinrent à la santé et ils jurèrent qu'ils ne
boiraient plus jamais ce qu'ils appelaient gaiement une *infu-
sion de gros sous.*

Ces sophistications se produisent également d'une manière assez facile sur deux produits que j'indiquais tout à
l'heure : le vermouth, qu'on fabrique trop souvent avec des
vins blancs piqués, mélangés d'acide chlorhydrique ; et le
bitter, qui subit les mêmes altérations, deux produits
qui, d'ailleurs, même de bonne qualité, devraient, au dire
des médecins, être bannis de la consommation. (1)

Voilà tout l'arsenal où l'homme puise des armes terribles
contre lui-même.

Et on cherche toujours quelque chose de nouveau. L'Irlande inaugure en ce moment l'absorption d'un nouveau
poison, c'est l'éther. On en verra les épouvantables effets
dans quelques années.

L'entraînement de l'homme pour les boissons alcooliques
est tel, et le préjugé qui considère ces boissons comme non
dangereuses tellement enraciné, qu'on est obligé, à Paris et
ailleurs, d'établir une surveillance à la porte des hôpitaux à
l'heure de la visite des familles. M. M. Ducamp, dans son
admirable livre sur Paris, dit « que la grande ambition de
» ces imprudents est d'introduire en fraude quelques flacons
» d'eau-de-vie que le malade pourra boire en cachette, quitte
» à en mourir une heure après. » On lui a montré à l'Hôtel-
Dieu de Paris des objets saisis un dimanche : c'étaient des
bouteilles et des bocaux contenant des prunes à l'eau-de-vie
et de l'absinthe. (M. Ducamp, Paris, t. IV, p. 169.)

L'hospice des vieillards de Bicêtre offre l'exemple de l'i-
vresse incorrigible. « Ces vieillards, dit encore M. Maxime
» Ducamp, sortent le dimanche et le jeudi. Il faut, dit-il
» (p. 252), s'asseoir vers huit heures, par une soirée d'été,

---

(1) Decaisne, V. Figuier, *Année scientifique*, 1873, pp. 345 et s.

» à la porte extérieure de l'hospice, et voir les pensionnaires
» oscillant, titubant, tombant, débraillés, la casquette sur le
» coin de l'oreille, chantant d'une voix chevrotante quelque
» refrain obscène pour comprendre que le vin et l'eau-de-
» vie sont devenus pour eux une jouissance impérieuse... On
» les punit, on les prive de sortie comme des collégiens pa-
» resseux ; mais la passion est plus forte, et, dès qu'ils sont
» dehors, ils retombent dans leur péché de prédilection. »

Enfin, on a remarqué que les deux médicaments que l'as-sistance publique de Paris distribue avec la plus grande gé-nérosité, sont le vin de quinquina et l'alcool camphré pour usage externe. On a cherché les causes de cette consomma-tion anormale et on a découvert que, bien que le vin de quin-quina soit d'une insupportable âcreté, il ne servait pas toujours aux malades et que des gens se faisaient des bosses et des contusions pour obtenir une fiole de ce liquide, brûlant comme du vitriol, qu'on appelle l'alcool camphré et pour le con-sommer plus tard comme de l'eau-de-vie en le coupant avec de l'eau sucrée au caramel. On affirme que sur 1906 litres donnés en 1869, la moitié n'a pas servi à l'usage externe (Maxime Ducamp, IV. p. 106).

En face des dangers malheureusement trop incontestables de l'intempérance, l'homme rencontre les entraînements de l'occasion, de l'exemple, des mœurs, et il n'a pour le retenir que la voix de la raison et de son intérêt personnel.

C'est cette voix que je voudrais faire entendre, mais il est utile de se bien comprendre.

Il existe en dehors de la France une école dont je parlerai tout à l'heure et qui, pour rompre avec tous les dangers, a proposé un remède radical qui est l'abstention absolue de toutes les boissons alcoolisées à un degré quelconque.

Une pareille proposition en France serait absurde et ne fe-rait que soulever votre hilarité.

Je me souviens à ce sujet d'une anecdote qui remonte aux dernières années du régime politique qui a précédé celui sous lequel nous vivons. M. Baird, fort connu en Amérique pour s'être occupé avec talent et dévouement des questions relatives à l'alcoolisme, avait été reçu aux Tuileries avec quelque solennité, et il avait très-sérieusement développé ses idées tendant à une interdiction volontaire de toutes les boissons alcoolisées. Il lui fut répondu : « Puisque la Pro- » vidence nous a donné de si bons vins, il est bon de les » laisser boire. »

La réponse était fort juste et la proposition avait eu le défaut de tous les systèmes qui dépassent la mesure.

Soyez donc persuadés que je ne viendrai pas proposer de mettre la France au régime de l'eau. Une pareille motion ne serait, je crois, du goût de personne, même parmi les plus sobres de mes auditeurs, et elle aurait le sort qui a suivi celle d'un médecin de Marseille qui, en 1871, ne voulait rien moins que l'interdiction de la culture de la vigne en France, culture qui, pour le dire en passant, nous a donné quelquefois soixante-trois ou même soixante-dix millions d'hectolitres de vin.

Il est certain que ce qu'il faut condamner, ce n'est pas l'usage des biens que la Providence nous a généreusement départis, mais bien l'abus dans leur consommation.

Malheureusement chez certains hommes trop faibles, qui ressemblent à de grands enfants, l'abus est souvent proche de l'usage.

Ce serait cependant dans cette modération que serait la sagesse, car il faut dire bien haut que si l'usage est légitime, quelquefois même utile, l'abus est mortel, mortel pour la santé, mortel pour l'intelligence, mortel pour la famille.

Je voudrais que sur ce point il n'y eût un doute pour personne, et j'arrive à une partie essentielle de cette étude à l'occasion de laquelle je me ferais un scrupule de rien exagérer, mais aussi de rien atténuer.

Autrefois, à Sparte, on enivrait des esclaves pour inspirer aux jeunes hommes de la cité l'horreur de l'ivresse. Aujourd'hui nos rues, à certains jours, nous donnent ces spectacles honteux, mais je ne sache pas qu'ils aient converti les mœurs à la tempérance.

Il faut donc aller plus loin et dévoiler dans toute son étendue la plaie de l'ivrognerie.

L'acool, il est bon qu'on ne l'ignore pas, agit sur l'économie animale comme un véritable poison. A tort, on l'avait d'abord considéré comme un élément respiratoire; il n'est en réalité qu'un excitant du système nerveux, et s'il donne à l'organisme une énergie momentanée, ce n'est qu'au détriment des sources normales de là vie.

Les médecins sont maintenant unanimes pour reconnaître le mode d'action de l'alcool. Ingéré dans le corps de l'homme d'une manière continue, il se localise surtout dans le foie et le cerveau, ce qui amène des lésions particulières dans ces organes.

On est arrivé à démontrer d'une manière incontestable l'action de l'alcool sur l'organisme par des expériences qui ont été faites sur des chiens et, par les symptômes qui ont été remarqués chez ces animaux, on a pu reconnaître que les affections de même nature auxquelles succombent les ivrognes n'ont pas d'autre cause que l'ingestion de l'alcool.

Les chiens éprouvent d'abord les symptômes ordinaires de l'ivresse; puis, quand le régime alcoolique auquel on les soumet continue, on les voit frappés d'hallucinations, poussant des gémissements plaintifs, courant effarés, la tête en arrière et mordant dans le vide comme s'ils avaient à se défendre contre des dangers imaginaires (Magnan, *Alcoolisme*, p. 11). Nous retrouverons tout à l'heure chez l'homme la même influence pernicieuse, et la démonstration sera alors complète.

Je n'ai pas à décrire toutes les maladies qui sont la conséquence de l'abus des liqueurs alcooliques; je n'aurais pas la compétence nécessaire pour en parler, mais j'appellerai votre attention sur la plus épouvantable de toutes, sur la folie et cette terrible manifestation qu'on appelle le *delirium tremens*.

Il est rare que la faute de l'homme n'entraîne pas après

elle-même, au point de vue tout à fait humain, une expiation.
Or cette expiation dans l'alcoolisme est la plus affreuse que l'on
puisse imaginer.

La folie alcoolique n'est pas cette folie toujours triste,
mais presque douce qui consiste dans l'anéantissement gra-
duel des facultés, c'est une épouvantable perversion de l'intelligence. Celui qui en est atteint est obsédé par des hallucinations sinistres qui le torturent; il est le jouet de cauchemars
monstrueux qui le laissent épuisé, baigné de sueur, haletant.
Il se voit poursuivi par des animaux hideux qui grouillent
autour de lui. S'il a conservé le sentiment de sa famille et
l'amour de ceux qui l'entourent, il les voit en butte à des
dangers auxquels il cherche en vain à les soustraire ainsi que
lui-même.

Je ne veux pas faire ici une étude médicale qui dépasserait
les bornes de mon sujet, et je renvoie ceux de mes auditeurs
qui ne reculeraient pas devant l'impression douloureuse de
cet examen aux ouvrages du docteur Magnan, médecin de
l'hôpital Sainte-Anne, sur l'alcoolisme (Magnan, Alc... p. 56)
et de M. le docteur Foville.

Cette folie alcoolique finit souvent par entraîner les con-
vulsions épileptiques du *delirium tremens*. C'est alors le mal
dans toute son horreur. Le malade est alors attaché sur un
lit avec une camisole de force ou enfermé dans une cellule
matelassée, vêtu d'un maillot disposé pour l'empêcher de se
briser lui-même dans d'inénarrables violences.

Voilà à quel degré d'abrutissement l'alcoolisme réduit
l'homme, cette créature formée à l'image de Dieu !

Je n'exagère rien.

Cette folie pousse aussi l'homme, contrairement à ses
tendances instinctives, à porter sur lui-même des mains
homicides. M. Brierre de Boismont, dans son bel ouvrage sur
le suicide, cite de nombreux exemples de cette folie amenée
par l'ivresse passagère ou invétérée. Il raconte l'histoire d'un
malheureux qui s'était jeté à l'eau sous l'empire des boissons
alcooliques. Sauvé malgré lui-même et dégrisé par le bain

qu'il avait subi, il remerciait avec effusion ceux qui l'avaient rappelé à la vie.

Combien n'ont pas eu le même bonheur et ont grossi le nombre des suicidés à mettre au bilan de l'ivrognerie.

Rien n'est plus difficile à guérir que les désordres de l'alcoolisme.

Ce n'est pas parce que la science se trouverait dans l'impossibilité de faire disparaître, par un traitement rationnel, une maladie dont les causes sont éloignées, mais c'est parce que l'ivrognerie est un mal moral plutôt qu'un mal physique, et que l'ivrogne guéri retombe nécessairement dans le vice qui lui est cher.

M. Brierre de Boismont, que j'aime encore à citer parce qu'il a acquis dans la science un nom considérable et qu'il est un enfant de notre ville, raconte que, s'adressant un jour avec toute la chaleur de l'amitié à un homme jeune et bien né dont l'organisation portait déjà la marque fatale du vice ignoble qui le poussait vers la mort, il reçut cette réponse décourageante : « Eh bien ! j'en mourrai ! »

C'est bien là le cas de l'immense majorité des alcoolisés qui, le premier pas franchi vers l'affreux mal, sont frappés d'impuissance morale pour reculer et revenir à la tempérance, qui ferait la dignité et le salut de leur vie.

Ce n'est pas tout.

L'ivrognerie mène à la folie, mais elle entraîne non moins incontestablement au crime dans une effrayante proportion.

Les statistiques ne donnent sur ce point spécial que des éléments d'appréciation un peu contradictoires, parce qu'il est quelquefois fort difficile de saisir la limite exacte entre le crime qui a été provoqué par l'ivresse seule et celui qui a trouvé dans cette ivresse un moyen d'action, mais c'est un fait d'expérience incontestable pour tous ceux qui, magistrats, avocats ou publicistes, ont fait cette triste étude que bien des actes tombant sous l'application de la loi n'ont eu d'autre cause que l'ébriété de leurs agents.

J'en peux parler peut-être avec une certaine compétence.

L'année dernière encore, ceux d'entre vous qui suivent avec quelque intérêt les débats criminels ont pu constater un exemple saisissant de cette influence pernicieuse de l'alcoolisme sur la criminalité.

Je veux parler de l'assassin de Beaubec-la-Rosière, que je dus assister devant le jury pour remplir d'office une mission qui m'avait été confiée.

Cet homme avait à peine quarante ans; jamais une condamnation ne l'avait frappé. C'était un ouvrier laborieux, habile même, mais c'était un buveur d'habitude, qui ne pouvait résister aux excitations alcooliques et à l'influence du petit verre. C'était la seule tache qui ternissait sa vie passée.

Un jour, il quitte la ville de Gournay pour venir à Rouen. Il lui faut attendre pendant quelques heures le train qui doit l'emporter. Il entre dans un cabaret de village. Le voici attablé en face d'un carafon de mauvaise eau-de-vie. Il boit, il boit encore, il boit sans mesure.

Il sort, mais ce n'est plus un homme, c'est une bête furieuse il s'attache aux pas d'un vieillard qui s'est chargé de le conduire pour trouver un gîte. Quelques instants après, il le renverse au milieu des ombres de la nuit, il l'étouffe, lui arrache les entrailles qu'il dévore, et laisse sur le chemin un cadavre dont je ne pourrais vous dire ici les honteuses mutilations.

Qui avait encore fait cela?

L'alcool. Le mot de *delirium tremens* est écrit dans le rapport du médecin.

Le jury fit grâce au coupable de la mort, mais à l'heure présente, le malheureux expie sous un ciel lointain, par une peine perpétuelle; un crime affreux dont l'ivresse a été évidemment la cause première. Quand je l'ai vu pour la dernière fois, il associait aux remerciements qu'il m'adressait des malédictions, hélas! trop tardives contre le vice qui l'avait perdu.

C'est un exemple au milieu de faits innombrables de la même nature.

Ai-je besoin d'ajouter que si l'ivrogne est ainsi fatalement poussé à la folie, au suicide, au crime, il rencontre sous ses pas les accidents les plus terribles qui le tuent. Parmi les proverbes que la prétendue sagesse des nations jette dans le langage populaire, il n'en est pas de plus faux que celui qui prétend qu'il y a *un Dieu pour les ivrognes.*

C'est le contraire qui est vrai, et c'est ici le lieu de se souvenir de ces mots prophétiques du livre des Proverbes que je citais tout à l'heure : « A lui les querelles, à lui les précipices, à lui les blessures sans sujet et l'obscurcissement des yeux. »

La presse ferait chaque jour, si elle le voulait, une chronique spéciale composée des incendies, des chutes, des accidents de toute nature à mettre au bilan de l'ivrognerie.

Tout cela est d'expérience incontestable.

Mais, hélas ! ce n'est pas seulement l'ivrogne qui souffre ! C'est la famille !

Il assiste, témoin muet et stupide, à une ruine dont il est l'auteur.

Son exemple entraîne trop fréquemment les siens et il se forme, ainsi des générations inutiles à la patrie et épuisées, chez lesquelles se perpétue le fléau qui devient héréditaire en amenant avec lui l'idiotisme et les affections scrofuleuses.

Si la mère et les enfants savent résister à l'exemple et à l'abrutissement, que de misères alors et que de douleurs sont leur partage !

Ce n'est pas sans une douloureuse et sympathique pitié que l'on songe à ces pauvres femmes si nombreuses, hélas ! qui sont restées au logis en face de leurs petits enfants qui souffrent et qui pleurent. Elles attendent en vain le maigre salaire qui les faisait vivre, qu'un mari et un père sans cœur va follement perdre dans l'orgie du cabaret.

Je n'ai pas à vous peindre ce tableau que je peux emprunter vivant et poétique à la muse heureusement inspirée d'un de nos compatriotes : (1).

------

(1) M. Delérue.

Près d'un foyer éteint, veille une pauvre femme,
Attendant et pleurant. Des enfants demi-nus
Qui, seuls, lui font encor parfois sentir son âme,
Sous d'informes haillons, dans un angle étendus,
Invoquent vainement l'heure silencieuse :
    La faim est mauvaise berceuse,
Et la peur et le froid repoussent le repos;
Tristes fruits d'un hymen qui n'eut que des sanglots,
Ils n'ont jamais connu la paisible innocence,
Le berceau parfumé qui la nuit se balance
Sous la moite chaleur du souffle maternel;
Ni les jouets brillants, ni cette confiance
Que les petits enfants puisent, douce croyance,
    Dans le sourire paternel.

. . . .

En vain la mère attend. Dans la nuit avancée
Résonnent, seuls, les pas du rôdeur vagabond.
Le père au loin s'ébat. Sa raison éclipsée
Sommeille pesamment dans les flots de fumée
Qui, d'un bouge sans air, couvrent le noir plafond.
Il passera la nuit où finit sa journée,
Ivre mort, dépouillé d'un salaire avili;
Et quand viendra la froide matinée,
Stupide, violent, la démarche avinée,
    Dans la mansarde abandonnée
Il voudra commander le respect et l'oubli !

Ce n'est malheureusement que trop vrai. Le mal est redoutable, la famille et la patrie en souffrent. L'humanité est compromise dans sa dignité et son avenir.

Faut-il accepter tout cela avec la résignation et le fatalisme du musulman qui laisse brûler sa maison, ou bien ne faut-il pas chercher, suivant la belle expression de M. Frédéric Passy, à « refaire le corps et l'âme de la patrie ? »

II

On cherche depuis longtemps en France et à l'étranger les moyens de combattre le mal, mais on part généralement de points de vue différents.

Chez nous, il est de tradition que lorsque quelque chose de grave préoccupe l'esprit public, il faut s'adresser au gouvernement. C'est lui qui doit tout faire, c'est lui qui est responsable de tout le mal et nous nous croyons déchargés de toute responsabilité lorsque nous avons tendu les bras vers ce sauveur patenté.

Chez nos voisins les Anglais et chez les Américains, au contraire, l'esprit public a conservé son ressort et sa spontanéité, et c'est par l'esprit de propagande et d'association qu'on entend faire le bien et remédier au mal.

Voyons d'abord ce que nous avons fait en France.

En 1851, on a trouvé très-naturel que le gouvernement plaçât sous une tutelle préventive l'établissement des débits et qu'il les soumît à son autorisation. L'esprit public se trouva fort rassuré et on s'endormit sur cette chose-là comme sur beaucoup d'autres.

Mais voici maintenant que le décret de 1851 est fort menacé dans son existence ; on cherche à revenir au système de la liberté absolue, et la Chambre est saisie d'un projet de loi à cet égard. Attendons l'événement et passons : nous ferions de la politique sans nous en douter ; laissons cela aux politiciens, qui s'y entendent si bien.

Constatons seulement que même avec le décret de 1851, il existe déjà en France un débit de boissons pour 102 habitants. C'est une assez jolie proportion quand il faut déduire les enfants, les femmes généralement et tous ceux qui, Dieu merci ! encore en assez grand nombre, ne mettent jamais les pieds dans un café ou un cabaret.

Il est d'ailleurs certain que le décret de 1851, par des raisons qu'il serait superflu d'indiquer, n'avait pas remédié au mal. Dans les dernières années qui ont précédé la chute de l'Empire, une pétition fut adressée au Sénat pour provoquer des mesures contre l'ivrognerie. Elle resta sans résultat.

Ce ne fut qu'à partir de la fin de nos désastres qu'on envisagea le fléau de l'ivrognerie dans toute son étendue. Le premier cri d'alarme fut jeté à cette époque par tout le corps médical, auquel il faut rendre cette justice que, si nous devons périr par l'alcoolisme, ce ne sera pas sa faute.

Le 25 juillet 1871, le docteur Bergeron lut à l'Académie de médecine un avis sur le danger des boissons alcooliques. Il a été publié, et si quelqu'un mettait en doute l'imminence des dangers que nous avons signalés, il pourrait se reporter à ce document.

L'Assemblée nationale fut un peu plus tard saisie par le docteur Théophile Roussel d'un projet de loi pour la répression de l'ivresse. Il en est sorti la loi du 23 janvier 1873, qui a comblé une lacune dans notre législation, lacune d'autant plus regrettable que les nations voisines jouissent depuis longtemps du pouvoir de s'armer contre ce mal.

Nous avions bien dans nos anciennes lois un édit de François Ier, du 15 avril 1536, qu'un Tribunal, celui de Saint-Martin de Ré (Charente-Inférieure), avait tenté d'appliquer comme non abrogé par une loi spéciale ; mais cette jurisprudence paraissait avoir peu de chances de succès à cause de la nature de la répression. La peine était, en effet, celle de la prison au pain et à l'eau, pour la première infraction, et celle du fouet, de l'amputation des oreilles et du bannissement pour les récidives. C'était moins sévère que la législation draconienne qui punissait l'ivresse de mort, et que l'édit d'un sultan qui ordonnait de couler du plomb fondu dans la bouche des ivrognes ; mais c'était peu en harmonie avec nos mœurs.

Je ne vous parlerai pas des difficultés que le projet rencontra, parce que ce serait pénétrer dans une étude de droit pénal fort sérieuse et fort longue ; il me suffira de vous dire que cette loi est une fort bonne loi qui n'atteint la liberté de l'individu que lorsque le fait qu'il a commis est manifeste, c'est-à-dire lorsqu'il nuit à la société.

Ses dispositions pénales sont fort modérées.

Une amende d'un à cinq francs pour la première contravention, récidive première punie par la loi ordinaire. Ce n'est qu'à la deuxième récidive dans les douze mois de la deuxième condamnation, que la peine devient plus sévère et qu'elle peut être de six jours à deux mois de prison.

Deux condamnations en police correctionnelle entraînent la privation pendant deux ans de certains droits politiques et autres.

Les débitants qui auront donné à boire à des gens manifestement ivres seront punis de peines correspondantes.

Cette loi a été mise immédiatement à exécution, et les ivrognes de toutes les parties de notre France ont été ainsi appelés, sans s'en douter, à un concours dans lequel malheureusement notre région n'a pas brillé ; ou plutôt elle a trop brillé, car elle a obtenu le premier prix.

La statistique des poursuites en matière d'ivresse pour l'année 1873 établit, en effet, que dans le ressort de la Cour d'appel de Rouen, formé des deux départements de la Seine-Inférieure et de l'Eure, comprenant une population de 1.167.896 habitants, il a été prononcé 7.013 condamnations, ce qui produit le chiffre énorme de 60 condamnations sur 1.000 habitants.

Et c'est une triste supériorité bien établie, car le ressort de la Cour de Paris, qui vient immédiatement après, n'a que 37 condamnations par 1.000, et celui de Rennes 25 par 1.000. Le ressort le plus favorisé par cette statistique est celui d'Agen, qui n'a eu que 2 condamnations par 1.000.

En 1874, le nombre total des contraventions déférées aux Tribunaux dans toute la France a été de 73.779, ce qui représente une augmentation de 21.166 sur 1873, qui n'en a relevé que 52.613.

La statistique de 1874 établit qu'en faisant le calcul des condamnations par département pour la même année, c'est le département du Finistère qui a le premier rang, celui de la Seine-Inférieure le second, et celui de la Seine le troisième. (*Bulletin de la Société de Tempérance*, année 1874, p. 125. — Année 1876, p. 312).

Je n'ai pas voulu terminer ce travail sans vous donner le nombre des condamnations prononcées, dans l'arrondissement de Rouen, pendant les années 1874, 1875 et 1876.

```
En 1874. — Tribunaux de police.  . . . . . . . .   2052
           Tribunal cor. Rouen, 338+318 . . .      656
                                                 ───────
                              Total.  . . . . .    2708
                                                 ═══════

En 1875. — Tribunaux de police.  . . . . . . . .   2063
           Tribunal cor. 316+195.  . . . . . . .    511
                                                 ───────
                              Total.  . . . . .    2574
                                                 ═══════

En 1876. — Tribunaux de police . . . . . . . . .   2106
           Tribunal cor. 300+189.  . . . . . . .    489
                                                 ───────
                              Total.  . . . . .    2595
                                                 ═══════
```

Je n'ai pas besoin d'insister sur le triste résultat de ces statistiques, notamment en ce qui concerne notre région. M. Dupaigne l'avait dit, et son assertion avait été accueillie avec quelque incrédulité: il n'était malheureusement que trop dans le vrai.

Voilà, Messieurs, tout ce que l'on a fait en France : un décret en 1851, une loi en 1873, et là se bornent les efforts publics pour arrêter le mal.

Il n'en est pas de même à l'étranger. Deux peuples chez lesquels nous aimons assez à aller chercher des points de comparaison et quelquefois des exemples, les Anglais et les Américains, ont tenté autre chose et ils ont fait appel à l'esprit d'initiative et d'association pour opposer une digue à l'ivrognerie envahissante.

Il est vrai que le mal est encore plus terrible chez eux que chez nous ; il y a là une différence que la vérité et notre patriotisme sont d'accord pour proclamer.

Les Américains sont obligés d'avoir chez eux des hôpitaux d'ivrognes qui reçoivent les incorrigibles amenés par leurs familles et qui les rendent quelquefois guéris, sauf bien entendu à faire une nouvelle cure quelque temps après. Il y a aux État-Unis quatre hôpitaux de cette nature : à Boston, New-York, Medial et Chicago. Rien d'étonnant quand les statistiques révèlent qu'en 1868 notamment l'ivrognerie a conduit

150,000 personnes en prison, causé 1,000 cas d'aliénation mentale, 1,500 assassinats et 2,000 suicides (1).

C'est en Amérique que se fondèrent les premières Sociétés de tempérance dont je dois maintenant vous entretenir.

Ces sociétés qu'on appelle *Temperance league*, n'ont peut-être pas produit tout le bien qu'on pouvait espérer, mais elles ont opposé cependant et elles opposent encore à l'ivrognerie une digue imposante.

La première société de tempérance régulièrement constituée fut fondée à Boston ; elle n'exigeait de ses adeptes que l'engagement de se prémunir contre tout abus des boissons alcooliques ; elle ne put triompher des railleries qui furent dirigées contre elle et elle tomba dans un discrédit complet.

Un peu plus tard, en 1826, la ville de Boston renouvela les mêmes tentatives, mais alors en s'appuyant sur un principe infiniment plus radical. Ce ne fut plus seulement l'excès des boissons alcooliques qu'elle combattit, mais bien leur usage même. Les membres de l'association s'engagèrent par serment à s'abstenir de tous spiritueux, à n'en vendre, ni donner à personne.

Les Américains se lancèrent alors dans cette voie avec toute la fougue de leur caractère. Partout des sociétés de la même nature furent fondées. Des meetings, des prédications, les encouragements des Présidents favorisèrent les efforts des *Temperance men*, et les sociétés furent définitivement fondées. Elles sont entrées maintenant dans les mœurs ; elles forment des équipages de navire qui sont fort recherchés, parce qu'ils s'engagent à ne boire que de l'eau ; elles favorisent par tous les moyens possibles l'abstinence complète et absolue de toutes les liqueurs alcooliques. Leur puissance est telle qu'en 1849, dans un meeting public à New-York, un orateur a pu dire : « Nous avons amené trois millions d'hommes à ne plus » boire, dix mille distillateurs à ne plus fabriquer de liqueurs » enivrantes ; dix mille marchands à n'en plus vendre, et

---

(1) Figuier, *Année scientifique*, 1869, p. 503.

» nous avons fait flotter sur plus de deux mille de nos vais-
» seaux répandus sur les mers le drapeau de la Tempé-
» rance. » (Foville, p. 59.)

Un épisode très-curieux des mœurs américaines va nous montrer jusqu'à quel point cette ligue contre l'alcoolisme est entrée dans les mœurs du pays.

Les dames américaines ont entrepris en 1874 une croisade contre les cabarets des États-Unis. Animées d'une ardeur toute militante, elles se sont réunies et sont allées en nombre considérable attaquer l'ennemi dans ses retranchements. Divisées en escouades, elles ont assiégé tous les cafés pour décider les débitants à ne plus vendre et les consommateurs à s'abstenir.

Lorsqu'elles ont rencontré de la résistance, elles se sont agenouillées à la porte des cabarets et exposées au froid et à la tempête, elles ont entonné d'interminables cantiques. Le journal l'*Illustration* a publié en 1874 un très-curieux dessin qui représente cette scène.

C'est une chose singulière, mais il est certain que ces meetings de prières, *prayers meetings,* comme on les a appelés, ont obtenu tout d'abord des résultats fort extraordinaires. Débitants et buveurs capitulèrent, soit par respect pour les femmes, soit sous l'influence de cette musique pieuse et acharnée qui paraissait tout à fait incompatible avec les joyeusetés du cabaret. Dans un grand nombre de villes des États-Unis, les cafés se fermèrent comme par enchantement, et la presse publia ces résultats inespérés que les sociétés de tempérance n'avaient pu obtenir.

C'était trop se hâter de chanter victoire.

Les cabaretiers et leurs complices, revenus de leur premier étonnement, finirent par invoquer la protection de la loi, et la police, chargée d'assurer la libre circulation sur la voie publique, dispersa les pieuses bandes et les conduisit même en prison, d'où elles sortirent après quelques heures de martyre.

Le charme une fois rompu, la croisade de la tempérance

perdit tout le terrain qu'elle avait gagné et il ne resta plus que le souvenir d'un acte d'enthousiasme et de vaillance de plus à enregistrer, à l'actif déjà si riche et si glorieux des dames.

L'Angleterre encourage également les sociétés de tempérance, dont les six principales, à Londres, Manchester et Glascow, réunissent un budget annuel de près d'un million de francs.

Ce fut en 1829 que la première fut fondée à Glascow. Le mouvement ne fit que des progrès très-lents jusqu'au moment où l'Irlande vit sortir de son sein un véritable apôtre qui a acquis une réputation universelle, c'est le père Mathieu.

Né en 1790, le père Mathieu avait été ordonné prêtre catholique à Dublin en 1814. Entré dans l'ordre des Capucins, il entreprit, lui aussi, une véritable croisade contre un mal qui semblait particulièrement atteindre sa chère patrie, l'Irlande. Un jour, en 1838, il se révèle, se met à la tête de la société de tempérance de Cork et prêche deux fois par semaine dans un grand édifice qu'on appelle le bazar aux chevaux. Il exige un serment solennel et une abstention complète : il parle avec ardeur au nom de la patrie qu'il faut régénérer. On comprend que le serment d'abstinence qu'il sollicite est intimement lié au mouvement populaire qui, sous l'impulsion d'O'Connel, poursuit l'émancipation politique et religieuse de l'Irlande. Les adhésions et conversions sont si générales qu'après cinq ans de prédications le père Mathieu avait reçu 5,645,008 serments.

Le père Mathieu continua ses prédications en Angleterre et en Amérique. Il a été surnommé l'Apôtre de la tempérance. Après avoir épuisé ses ressources personnelles au service de sa cause, il est mort en 1856 ; il vivait dans les derniers temps d'une pension que lui faisait le gouvernement anglais.

Les Sociétés de tempérance anglaises, comme les sociétés américaines, réclament de leurs adhérents une abstinence complète, c'est ce qui est indiqué par le mot *tea-totalism*, dont l'étymologie a été discutée, mais qui réveille dans l'esprit un sens très-précis.

Ces sociétés, favorisées par l'esprit public, n'ont pas été étrangères à un grand mouvement qui se produit en ce moment chez nos voisins et qui tend à remettre dans les mains de la nation le soin de décider si des débits de boissons doivent être ou non autorisés dans les communes.

Chaque année on présente au Parlement un projet de loi en vertu de laquelle, dans tout bourg ou commune, les contribuables seraient appelés à voter sur la question de savoir si le débit de liqueurs spiritueuses doit ou non y être autorisé. Dans le cas où les deux tiers des votants se prononceraient pour la négative, toute vente au détail de spiritueux resterait interdite pour une durée de trois ans ; dans le cas contraire un nouveau vote sur la même question pourrait être provoqué au bout d'un an.

Vous voyez comment l'esprit essentiellement pratique et politique de nos voisins tente de résoudre une question dans laquelle nous flottons entre l'arbitraire et la licence. C'est cette loi en projet qu'on appelle *Permissive prohibitory liquor bill* ou plus brièvement *Permissive bill*.

Jusqu'ici le projet a été repoussé, mais il avance et il faut compter avec ses partisans.

```
En 1864, il a obtenu 40 voix contre 297
En 1869      —      94    —      200
En 1870      —     115    —      146
En 1871 (1)  —     138    —      196
```

En 1876, cependant, les partisans du *Permissive bill* paraissent avoir perdu beaucoup de terrain, car il a été repoussé à une majorité de 299 contre 81 (2).

Ces efforts, tentés dans les pays étrangers, démontrent combien partout on considère comme vitale pour les nations cette

(1) Foville, p. 127.
(2) *Bulletin de la Société de tempérance*, 1876. p. 202.

grosse question de l'alcoolisme. M. le Dr Foville a publié il y a quelques années un ouvrage fort intéressant sur les moyens pratiques proposés pour combattre l'ivrognerie. J'y renvoie ceux de mes auditeurs qui voudraient étudier particulièrement ce sujet.

La France a vu aussi se constituer deux sociétés de tempérance et depuis plusieurs années les essais qui ont été tentés dans cette voie ont été couronnés d'un succès complet.

L'une s'occupe plus particulièrement de l'abus du tabac et accessoirement de l'abus des boissons alcooliques. Elle rentre moins dans mon sujet et je n'en dis rien.

L'autre, fondée sous le patronage de l'Académie nationale de médecine, consacre ses efforts exclusifs à atténuer les conséquences de la consommation de l'alcool ; elle a pris naissance à partir du commencement de l'année 1873 ; elle fonctionne régulièrement depuis cette époque et publie sous le nom de *la Tempérance* un bulletin qui rend compte de ses travaux et divulgue les renseignements les plus utiles sur les questions qui sont de sa compétence.

Elle ne part pas du même principe absolu qui a inspiré les associations américaines ou anglaises, c'est-à-dire de l'abstinence complète ou relative. Nous ne sommes pas encore arrivés au point où un remède aussi radical et aussi contraire à nos mœurs serait nécessaire. Elle se borne à favoriser toutes les publications, tous les travaux, toutes les conférences qui peuvent appeler l'attention du pays sur le mal. Elle provoque la fondation de cercles et de bibliothèques qui peuvent devenir un contre-poids en face des influences dissolvantes du cabaret. Enfin elle distribue des récompenses et des prix pour les ouvrages ou les actes de tempérance qui lui sont signalés ; elle n'est point une inconnue pour la société *l'Émulation chrétienne* de Rouen, car elle a distingué deux membres de cette société par des récompenses qu'elle leur a décernées, et ses médailles, qui sont un titre d'honneur, sont suspendues à la bannière de l'*Émulation chrétienne* (*Bulletin de la Société de tempérance*, 1876, p. 221.)

Elle est assurément loin, très-loin, d'avoir à sa disposition le budget d'un million dont disposent les sociétés anglaises; mais elle s'appuie sur le produit déjà fort respectable des cotisations de ses membres.

Je ne me présente pas ici sous son patronage ; je n'ai reçu d'elle aucune mission; aussi l'hommage que je rends tout haut à cette société est-il tout à fait indépendant : je fais des vœux pour un succès auquel je crois fermement.

III.

Pour lutter contre le mal, la France n'a donc à sa disposition que les moyens répressifs qu'une loi a récemment inaugurés et les efforts isolés et encore trop peu connus d'une société de tempérance.

Est-ce suffisant?

Evidemment non.

On a préconisé bien des moyens, tels que l'interdiction de la fabrication et de la vente des boissons alcooliques, l'augmentation des impôts déjà si considérables et beaucoup d'autres qui rencontrent des objections graves au point de vue économique.

Je ne vous en parlerai pas parce que l'exposé et la discussion de chacun de ces moyens nous mènerait beaucoup trop loin; mais je crois devoir appeler votre attention sur les efforts que, dans le domaine privé qui nous appartient, chacun de nous peut tenter.

On s'est demandé très-sérieusement à ce point de vue si nos habitudes générales, nos idées, nos tendances ne contenaient pas quelquefois un encouragement indirect à ce mal, dont nous avons été jusqu'à présent très-disposés à rire.

Je ne m'éloignerais pas de faire un peu le procès à nos mœurs sur ce sujet, car il ne suffit pas de faire des lois, il faut qu'elles ne soient pas en contradiction avec l'esprit public.

«Quid leges sine moribus ? »

Or, nos mœurs sont empreintes d'une indulgence souvent

aimable mais en même temps périlleuse pour les gaietés du vin. « En France, comme l'a remarqué M. le docteur Foville, » on accueille par le rire et la moquerie ce qui devrait in- » spirer l'horreur et attirer le châtiment » (p. 25).

Quand je parle des mœurs, je n'entends pas seulement ce courant qui pousse toutes les classes de la société, non pas vers les excès que je combats, mais vers une existence large et matérialiste qui s'est trop écartée de la simplicité de nos pères. J'entends parler de l'expression que la pensée d'un siècle peut revêtir dans la littérature, la peinture et surtout dans le dessin populaire.

Il y aurait certes là, Messieurs, le sujet d'une fort intéressante étude que je recommande à nos maîtres de la parole et que je ne peux qu'ébaucher en quelques traits, seulement pour bien faire comprendre ma pensée.

Eh bien ! je pense que l'ivresse a eu trop sa littérature ; ne vous étonnez pas ! le fait n'est que trop vrai, car cette littérature existe et on lui a donné le nom de littérature bachique. Elle a des ancêtres fort célèbres dont quelques-uns passent même dans les mains de nos enfants qui les traduisent dès leur adolescence.

C'est ainsi qu'Horace, le bon Horace, pour ne parler que du meilleur parmi ses contemporains, a chanté Bacchus ; il a adressé une de ses odes à sa bouteille : *ad amphoram*, ode dans laquelle il nous apprend que le vieux Caton, dont nous admirons cependant la vertu, aimait à réchauffer dans le vin son antique austérité.

Les vieux conteurs de notre langue à peine formée ont trouvé les mêmes inspirations dans leur esprit gaulois ; leurs successeurs ont suivi la même voie, et nous avons, je vous assure, une fort jolie collection de contes dans lesquels les ivrognes ne sont pas du tout maltraités.

Notre siècle n'a pas fait mieux. Toute une école littéraire, aux théories matérialistes, a proclamé le droit au bien-être et à l'oubli des maux dans l'ivresse.

Il est assez curieux de remarquer que les Anglais et les

Américains, qui souffrent incomparablement plus que nous, ont trouvé dans leur littérature des exemples plus dangereux encore.

Shakespeare allait noyer son génie dans les tavernes. Lord Byron a écrit ces mots cyniques : « Buvez jusqu'à l'ivresse, » mangez, buvez, le reste ne vaut pas une obole. » L'Américain Edgard Poë, qu'un Français a proclamé un des plus grands héros de la littérature, est allé mourir dans un hôpital de Baltimore à la suite d'une attaque de *delirium tremens.*

La littérature chantée a fort contribué à fausser les mœurs. Nos pères chantaient après boire : le vin, ce jus divin, la bouteille et ses glouglous. Béranger et Desaugiers ont imprimé leurs gais refrains dans le souvenir de leurs contemporains. On a, il est vrai, supprimé la chanson; on ne chante plus maintenant que dans les banquets de la *Société du Caveau ;* mais les souvenirs sont restés. Les opéras-comiques réjouissent encore leurs auditeurs par les gais tableaux d'une ivresse de bon ton, et tout dernièrement encore nous avons entendu retentir sur la scène l'antique et entraînant *Evohé* des fêtes de Bacchus.

Ce n'est pas que l'esprit doive être assez rigide pour condamner toutes les manifestations de la pensée humaine qui ne se terminent pas par une leçon de morale; mais je crois qu'il faut regretter que le courant influent et populaire se soit porté presque exclusivement de ce côté; je dis presque exclusivement, car je ne veux pas calomnier la littérature et oublier qu'il s'est trouvé, pour l'honneur de l'humanité, des écrivains et des poëtes qui ont flétri l'intempérance. Le vieux Montaigne a trouvé contre ce mal des accents énergiques; Florian a écrit une assez jolie fable; mais qui se souvient donc de tout cela pour oublier les odes, les chansons et les avis?

Je voudrais donc, si nous cherchons à réformer les mœurs, qu'il se formât un grand courant littéraire qui mît la leçon morale sous les yeux de tous.

L'Angleterre, sous ce rapport, a été plus heureuse. Dickens, son conteur aimé et populaire, avait entrepris cette œuvre de moralisation ; c'est un grand honneur pour sa mémoire. L'Angleterre reconnaissante a fait ses funérailles à Westminster et a ainsi récompensé le grand écrivain et l'homme de bien. Parmi les tableaux moralisateurs de Dickens, on peut lire quelques pages saisissantes publiées par lui sur la *mort de l'ivrogne.*

Voilà la littérature que je voudrais voir encouragée par nos mœurs.

Malheureusement il n'en est pas ainsi en France. Tout dernièrement encore a paru un livre dont l'examen rentrerait dans notre sujet, car il a pour but apparent de peindre les résultats terribles de l'ivrognerie au milieu d'une famille d'ouvriers; mais à côté de cette pensée évidemment morale on rencontre un réalisme tellement honteux et décourageant, des peintures et des caractères si odieux, enfin un tel oubli de délicatesse et des grâces de la langue française, pour ne pas dire plus, que le dégoût est la seule impression qui persiste après sa lecture.

Les mêmes observations doivent s'appliquer aux autres manifestations de la pensée.

Je ne dirai qu'un mot de la peinture qui ne devient d'ailleurs une puissance que quand elle est reproduite par le burin du graveur.

Or, dans ce genre aussi, les *bambochades* de l'école flamande, les *philosophes bachiques* de Téniers, les *kermesses* au milieu desquelles apparaît l'ivresse triomphante, témoignent du génie des peintres qui ont créé ces œuvres; mais c'est en vain qu'on chercherait une pensée morale. A ces types, devenus trop populaires, de buveurs et d'ivrognes, combien je préfère le genre moralisateur de Greuze dans la *Malédiction paternelle.*

Voilà la pensée qui devrait inspirer le pinceau de nos artistes et guider le burin de nos graveurs!

C'est, d'ailleurs, dans le dessin courant et populaire qu'il faut surtout chercher la manifestation des mœurs publiques sur le sujet qui nous occupe.

Le temps présent ne manque pas assurément de crayons faciles, mais qui gaspillent le plus souvent leur talent dans des œuvres sans utilité comme sans portée. De ceux-là nous n'avons rien à dire, sinon pour constater leur impuissance à faire sortir de leurs œuvres une pensée morale quelconque.

Pour trouver des types véritablement remarquables sur le sujet qui nous occupe, il faut remonter jusqu'à Gavarni, qui a exercé sur son époque une influence considérable, et doit les œuvres ont une véritable portée philosophique qui a survécu à leur auteur.

Gavarni a laissé une collection innombrable d'ivrognes, mais il a cédé aussi à l'entraînement général. Il a créé un type généralement aimable et spirituel qui n'inspire qu'une horreur très-modérée du vice qu'il a voulu peindre. Suivant une expression très-juste de Théophile Gautier, « il a été un » moraliste indulgent, qui sait la fragilité humaine et lui » pardonne beaucoup.»

Il dessine un buveur tombé sur le sol, ivre-mort, et il se contente d'écrire au-dessous : « *Sa majesté le roi des animaux.* » La leçon est donnée, il est vrai, mais elle est trop délicate pour être généralement comprise. Un autre dessin fera mieux comprendre sa manière indulgente : un chiffonnier rencontre un ivrogne qui va succomber; loin de s'indigner, il le regarde d'un œil d'envie narquoise, et il s'écrie : « Dire que je serai comme cela dimanche ! »

C'est ainsi que l'art français a généralement compris son rôle en face du vice de l'ivrognerie ; il eût été possible d'introduire, dans ces peintures, plus d'énergie, de trait et de conviction.

Un autre artiste français, qui a dépensé trop de talent à habiller les animaux en hommes, Grandville, a saisi, dans les derniers temps de sa vie, le genre acerbe qui pourrait convenir. S'attaquant à un vice qui ne vaut pas mieux que celui que nous combattons, il représente deux jeunes hommes qui sont attendus, au coin d'une rue, par une jeune femme; ils hésitent..... et ils aperçoivent que, sous le masque gracieux qui les provoque, il y a un visage glacé et qu'un squelette est caché sous les vêtements de la courtisane. C'est la mort qui les attend.

Tel est le cachet que je désirerais rencontrer dans les compositions destinées à combattre le vice. On a dit, dès le dix-septième siècle, qu'on vend, dans les cabarets, la folie en bouteille. Eh bien ! je voudrais qu'un artiste nous fît comprendre cette vérité à la manière de Grandville.

Je suis encore forcé, à ce point de vue, d'aller chercher des exemples chez nos voisins.

Les Anglais, au siècle dernier, ont eu un peintre et un dessinateur qui s'est inspiré de ces énergiques pensées. C'est Hogarth, auquel ont malheureusement manqué la grâce et la légèreté françaises.

Vous allez en juger par l'une de ses œuvres capitales dont la reproduction court encore toute l'Angleterre.

Une femme ivrogne à demi-nue, les cheveux épars, regarde, en souriant idiotement, son enfant tombé à terre, mort peut-être. Plus loin, un jeune homme, aux joues creuses, au corps de squelette, s'affaisse, tenant son verre en main. Tout autour de ces personnages d'autres ivrognes se laissent aller aux folies que leur inspire l'alcool. L'un vacille au bout d'une corde, il s'est pendu ; l'autre dispute un os à un chien affamé ; plus loin, une jeune femme fait avaler du gin à son enfant à la mamelle ; un fou plus dangereux embroche un enfant devant sa mère.

C'est un peu lourd et fort barbare, mais il y a une pensée énergiquement développée dans toutes ses conséquences. On affirme que cette composition a eu, en Angleterre, une influence considérable.

Les Anglais se sont toujours attachés à cette tradition du dessin populaire et moralisateur.

J'ai sous les yeux un almanach de la tempérance pour l'année 1877 ; la première page contient un curieux dessin : à gauche on aperçoit un enfant à l'œil vif et intelligent. Que deviendra-il ? dit la légende. Et le voici représenté jusqu'à la vieillesse par quatre types différents dans lesquels on peut suivre, chez l'adolescent, le jeune homme, l'homme fait, le vieillard, la progression de l'intelligence, s'il ne s'est pas livré à l'alcoolisme, ou, au contraire, la progression de la dégradation et de la misère, s'il a succombé au mal.

On ne saurait non plus passer sous silence les très-curieuses séries de Cruikshank sur *la Bouteille* et *les Enfants de l'ivrogne*.

J'ai fait, je crois, comprendre ce que j'entendais par la complicité des mœurs et j'ai indiqué comment ces mœurs peuvent se relever sous l'action de la littérature et de l'art.

Et nous-mêmes, sans être des littérateurs et des artistes, n'avons-nous pas notre tâche à remplir pour rendre aux mœurs leur pureté et leur énergie ?

Il faut que partout l'on sache que l'ivresse est une faute grave. Il faut agir dans la vie privée comme on a résolu de le faire dans l'armée. Autrefois, un soldat qui rentrait ivre n'était puni que si son ivresse devenait tapageuse ou querelleuse. On a maintenant compris que l'armée française, qui a toujours été une école d'honneur et de dévouement, devait être, en même temps, une école de tempérance, et le soldat qui rentre ivre à la caserne est maintenant puni par le règlement militaire plus sévèrement qu'il ne le serait par la loi civile.

Ce point de vue m'amène, en terminant, à vous parler des cafés et du cabaret, que je mets sur la même ligne.

Quand on cherche à s'éclairer consciencieusement sur cette grosse question, il faut bien arriver à reconnaître que là se trouve la première cause du mal et que c'est là que le remède devrait être apporté.

Des cafés et des cabarets, il y en a partout sous les pas de ceux qui ne cherchent que l'occasion de succomber. Je vous ai dit qu'il y en a un en France pour cent deux habitants. Sans compter les négociants fort nombreux qui font le commerce en gros des vins et eaux-de-vie et les restaurateurs qui ne débitent des boissons qu'accessoirement à la nourriture qu'ils fournissent, il y a dans l'intérieur de la limite d'octroi de la ville

de Rouen, 922 cafés et cabarets qui vendent uniquement à con-
sommer ou à emporter. Je pourrais vous citer telle de nos rues
dans laquelle, sur 246 maisons, on peut compter 52 débits
d'eau-de-vie en activité.

Ici, encore, il faut bien nous comprendre. Je ne crois pas
qu'il soit pratique ni possible de supprimer les cabarets. Les
établissements de cette nature peuvent avoir leur utilité, soit
comme lieu de repos, soit comme rendez-vous d'affaires.

On a longuement discuté et on va encore discuter prochaine-
ment sur les questions de liberté de commerce et d'industrie et sur les droits de prohibition ou de surveillance
qui peuvent appartenir à l'administration.

La solution de la question n'est pas là pour moi. Il y aurait un remède bien plus efficace que ces décrets prohibitifs
qui s'inspirent trop souvent des circonstances politiques. Ce
serait de renoncer à aller dans les cabarets ou de n'y aller
que dans les rares circonstances où la nécessité ou l'utilité le
commande.

Si ce parti-là était pris, on ne tarderait pas, par la force
même des choses, à voir se rétablir l'équilibre entre une
consommation honnête et modérée, et le nombre des débits.

Et, pour faire cela, il suffit de le vouloir.

Je n'ai jamais compris le bonheur qu'on peut trouver à
rester des heures entières dans l'atmosphère épaisse et délé-
tère des cafés, les mains sur un jeu de cartes ou de dominos.

Il faut qu'on n'ignore pas que, même sans prendre aucune
boisson alcoolisée, ce séjour est funeste et que ceux qui en
prennent l'habitude deviennent nécessairement victimes de
congestions qui mènent à la paralysie générale. Tous les médecins vous le diront, et il existe un mémoire spécial du
docteur Legrand du Saulle qu'on peut consulter et qui pourrait convaincre les plus incrédules (1).

Et puis, d'ailleurs, est-ce que l'homme qui sort de ce long
séjour est content de lui-même ? il s'en va la tête alourdie,

----

(1) Figuier, *Année scientifique* 1862, p. 46.

le cœur quelquefois aussi désolé de la perte qu'il a faite que du gain qui a pu couronner ses efforts.

N'y a-t-il pas d'autres plaisirs ?

Est-ce que la nature, avec toutes ses splendeurs, ne l'invite pas à ces courses salutaires au milieu des campagnes ?

Est-ce que, le jour du repos, les églises ne sont pas là avec leurs harmonies profondes et mystérieuses ?

Est-ce que nos musées et nos collections trop déserts n'offrent pas d'attraits pour son intelligence ?

Est-ce, enfin, que le foyer domestique n'est plus là avec ses pures et tendres joies ? Est-ce que l'argent qu'on dissipe follement dans ces lieux ne serait pas mieux employé à faire le bonheur d'une femme et de petits enfants qu'on abandonne? Ce serait plus juste et ce serait moins cher, car il y a long-temps que Franklin a dit qu'il est plus coûteux d'entretenir un vice que d'élever deux enfants.

C'est donc là qu'il faut réformer les mœurs ! Ne comptons pas tant sur l'État que nous invoquons toujours au moment du péril ; comptons sur nous-mêmes, sur notre exemple, notre influence et cette grande voix de la raison et de la vertu qui, Dieu merci ! n'est pas morte en France.

Laissons aux économistes le soin de chercher des moyens de salut bien difficiles et tâchons de nous sauver nous-mêmes.

Rappelons-nous que la France a besoin de tous ses défenseurs et que le vice qui se cache sous les lambris dorés des cafés ou derrière les rideaux rouges des cabarets, lui fait perdre, chaque année, plus d'enfants qu'un jour de bataille.

Réunissons tous nos efforts contre le mal : le salut de l'avenir est à ce prix.

Paris. — Imprimerie de E. Donnaud, rue Cassette, 9.

20

SOCIÉTÉ FRANÇAISE DE TEMPÉRANCE

Fondée en 1872

Extrait des Statuts et du Règlement.

Art. 1er. — La Société française de Tempérance, Association contre l'abus des boissons alcooliques, a pour but de combattre les progrès incessants et les effets désastreux de l'ivrognerie.

Art. 2. — Elle se propose d'employer à cet effet tous les moyens que l'expérience lui suggérera, et notamment :

a. D'instituer des conférences sur les dangers de l'intempérance ;

b. D'encourager toute espèce de publications conçues dans le même ordre d'idées, telles que livres, brochures, manuels, almanachs, estampes, etc. ;

c. De favoriser, particulièrement au moyen de Sociétés coopératives de consommation, le remplacement des liqueurs alcooliques par des boissons salubres, telles que les vins naturels, le cidre, le café, le thé, la bière ;

d. De provoquer la fondation de cercles de travailleurs où les membres trouveraient d'honnêtes et utiles distractions, et d'où seraient exclues les boissons spiritueuses ;

e. D'accorder des récompenses aux instituteurs, chefs d'atelier, contremaîtres, ouvriers, serviteurs et autres personnes qui seront signalés pour leur active propagande en faveur de la tempérance ;

f. De chercher à obtenir, tout en ménageant les intérêts du commerce et de l'industrie, l'augmentation de l'impôt sur les liqueurs alcooliques et, autant que possible, le dégrèvement des autres boissons ;

g. De réclamer de nouvelles mesures préventives contre l'ivrognerie, notamment la diminution du nombre des cabarets et une réglementation sévère de tous les débits de boissons ;

h. De publier un bulletin qui fera connaître les actes de l'Association, et où seront traitées toutes les questions relatves à l'alcoolisme (ce bulletin est adressé à tous les membres fondateurs et titulaires).

Art. 3. — La Société se compose, en nombre illimité, de membres honoraires, membres fondateurs, titulaires, correspondants étrangers et associés.

Les dames sont admises en qualité de membres honoraires, titulaires, correspondants étrangers et associés.

Art. 4. — La cotisation des membres de la Société est fixée par le règlement intérieur (300 fr. une fois donnés pour les fondateurs à vie. 20 fr. pour les fondateurs, 10 fr. pour les titulaires et 4 fr. pour les associés).

Les adhésions sont reçues au Secrétariat général de la Société, 6, rue de l'Université.

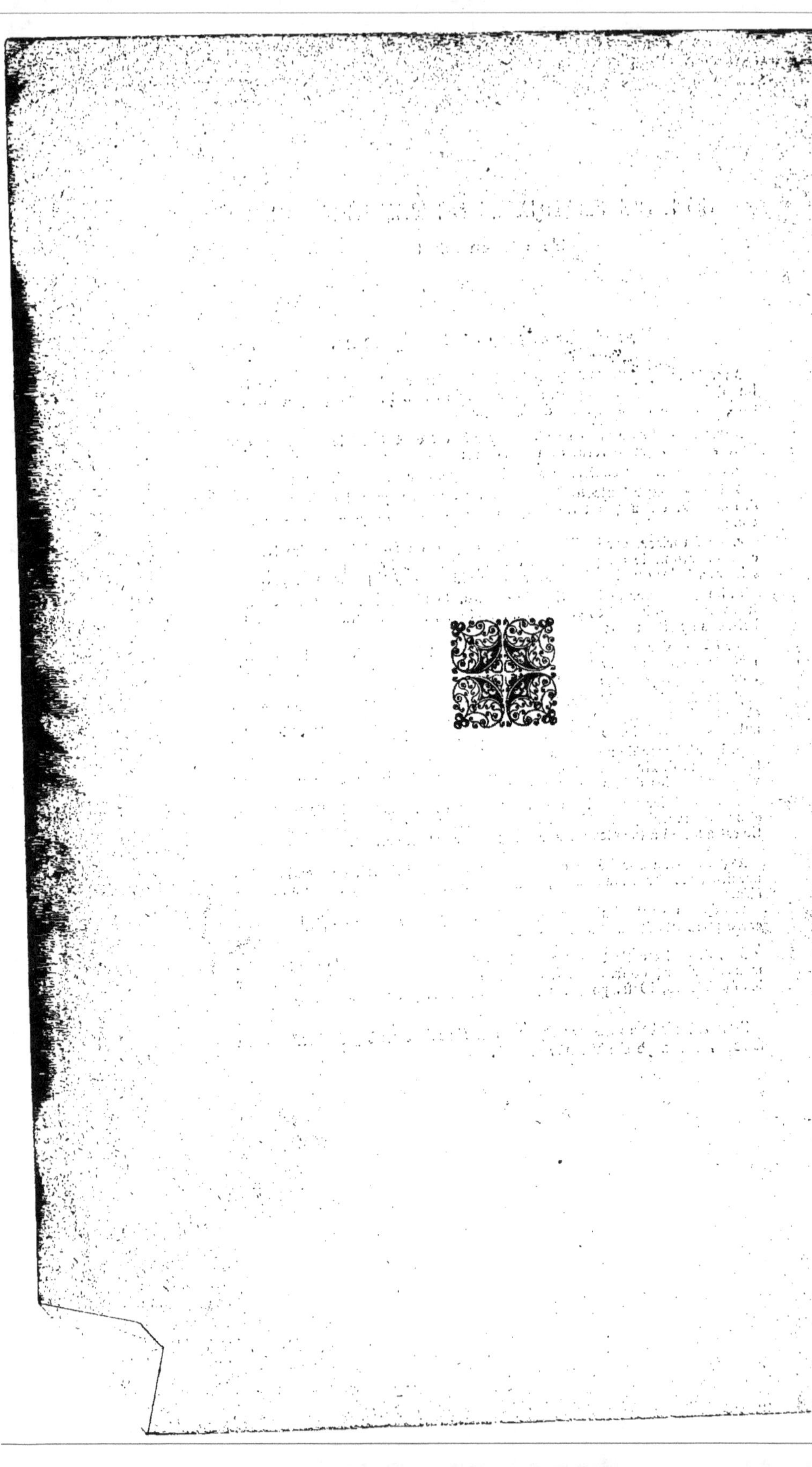